常见疾病健康指导系列丛书

总主编 孙 虹

副总主编 王曙红 李映兰

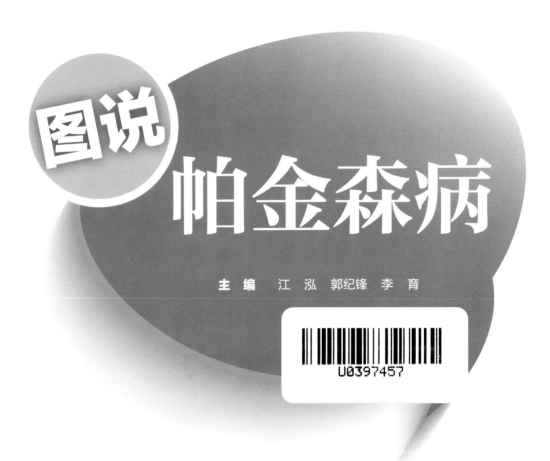

图说 帕金森病

主编 江 泓 郭纪锋 李 育

U0397457

世界图书出版公司

上海·西安·北京·广州

图书在版编目 (CIP) 数据

图说帕金森病 / 江泓, 郭纪锋, 李育主编 . – 上海：
上海世界图书出版公司, 2020.1
（常见疾病健康指导系列丛书 / 孙虹总主编）
ISBN 978-7-5192-6604-2

Ⅰ . ①图… Ⅱ . ①江… ②郭… ③李… Ⅲ . ①帕金森
结合征 – 诊疗 – 图解 Ⅳ . ① R742.5-64

中国版本图书馆 CIP 数据核字（2019）第 176394 号

书　名	图说帕金森病
	Tushuo Pajinsenbing
主　编	江　泓　郭纪锋　李　育
责任编辑	陈寅莹
封面设计	袁　力
插　画	王　璨
出版发行	上海世界图书出版公司
地　址	上海市广中路 88 号 9-10 楼
邮　编	200083
网　址	http://www.wpcsh.com
经　销	新华书店
印　刷	上海锦佳印刷有限公司
开　本	787 mm × 960 mm　1/16
印　张	4
字　数	50 千字
版　次	2020 年 1 月第 1 版　　2020 年 1 月第 1 次印刷
书　号	ISBN 978-7-5192-6604-2/R · 512
定　价	38.00 元

编者名单

主　编

江　泓　郭纪锋　李　育

编　者

邱　惠　李又佳　李江丽

前　言

目前，有许多帕金森病患者不完全了解自己所患疾病的相关知识，生活中没有得到正确的照护，无法配合医生的治疗，导致病情迅速发展。

本书为中南大学湘雅医院编写的"常见疾病健康指导系列丛书"之一。图文并茂，通俗易懂，易于学习，实用性强，旨在帮助广大患者了解帕金森病的临床症状、发病机制、相关检查和治疗、照护的相关知识，以及康复训练方法等，帮助患者树立信心，更好地配合医生进行各项诊疗，也为患者家属更好地照护患者提供帮助。

本书关于帕金森病的介绍对于医护人员也具有一定的指导作用。希望本书能成为广大帕金森病患者的良师益友。

目　录

第五章　帕金森病患者的康复

第一章　认识帕金森病

一、定义

帕金森病（Parkinson's disease，PD）又称震颤麻痹，巴金森症或柏金逊症，是中老年常见的神经系统变性疾病，以静止性震颤、运动迟缓、肌强直和姿势步态障碍为临床特征。常为60岁以后发病，男性稍多，起病缓慢，进行性发展。

最早系统描述该病的是英国的内科医生詹姆斯·帕金森，当时还不知道该病应归入哪一类疾病，称该病为"震颤麻痹"。

帕金森病是老年人中第四位最常见的神经变性疾病，在≥60岁人群中，患病率高达1%；在＞40岁人群中，患病率则为0.4%。本病也可在儿童期或青春期发病。50%～80%的病例起病隐匿。

二、发病机制

该病主要是因位于人体中脑部位"黑质"中的细胞发生病理性改变后，多巴胺的合成减少，抑制乙酰胆碱的功能降低，则乙酰胆碱的兴奋作用相对增强（图1-1）。两者失衡的结果便是出现"震颤麻痹"。

　　黑质细胞发生变性坏死的原因迄今尚未明了，可能与遗传和环境因素有关。有学者认为蛋白质、水果、乳制品等摄入不足，嗜酒、外伤、过度劳累及某些精神因素等，均可能是致病的危险因素。原因不明的多巴胺减少导致的震颤麻痹，在医学上称为"原发性震颤麻痹"，即帕金森病。

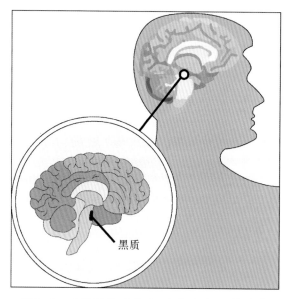

图1-1　"黑质"中的细胞发生病理性改变

三、病理基础

　　帕金森病按患者功能与能力障碍水平可分5级，其中Ⅰ级最轻，Ⅴ级最重。具体分级标准如下。

　　（1）Ⅰ级：患者一侧肢体会有症状，能力障碍不是很明显，能像往常一样正常生活。

　　（2）Ⅱ级：患者两侧肢体或躯干均有症状，没有平衡障碍，还能进行正常的日常生活，并不需要特别护理与帮助。

（3）Ⅲ级：患者会站立，步行不稳，身体功能稍微受到限制，而日常生活方面会有轻度障碍，需要一些帮助。

（4）Ⅳ级：换着姿势反应障碍明显，只可勉强行走、站立，而日常生活方面需要他人大量帮助。

（5）Ⅴ级：患者功能与能力障碍十分严重，无法穿衣、进食、站立、步行。如无人帮忙就只能局限于床上或轮椅上，所以日常生活需要他人全面帮助。

第二章 帕金森病的症状、体征及鉴别诊断

一、症状和体征

1. 静止性震颤

震颤往往是发病最早期的表现，通常从某一侧上肢远端开始，以拇指、示指及中指为主，表现为手指像在搓丸子或数钞票一样运动（图2-1）。然后逐渐扩展到同侧下肢和对侧肢体，晚期可波及下颌、唇、舌和头部。在发病早期，患者并不太在意震颤，往往是手指或肢体处于某一特殊体位的时候出现震颤，在变换一下姿势后

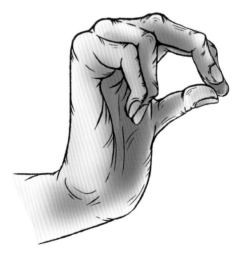

图2-1 搓丸样运动

即可消失。以后发展为肢体静止时出现震颤，如在看电视时或者和别人谈话时，肢体突然出现不自主的颤抖，变换位置或运动时颤抖减轻或停止，所以称为静止性震颤，这是帕金森病震颤的最主要的特征。

震颤在患者情绪激动或精神紧张时加剧，睡眠中可完全消失。震颤的另一个特点是其节律性，震动的频率是每秒4～7次，患者表现为抽搐，甚至死亡，后果严重。

2. 肌强直

帕金森病患者的肢体和躯体通常变得很僵硬。病变的早期多由一侧肢体开始，初期感到某单侧肢体运动不灵活，有僵硬感，并逐渐加重，出现运动迟缓，甚至做一些日常生活的动作都有困难。如果拿起患者的胳膊或腿，帮助其活动关节，你会明显感到患者的肢体僵硬，活动其关节很困难，如果患肢同时有震颤，则有断续的停顿感，就像两个咬合的齿轮转动时的感觉，故称"齿轮样强直"。

3. 运动迟缓

在早期，由于上臂肌肉和手指肌肉的强直，患者的上肢往往不能做精细动作，如解系鞋带、扣纽扣等动作，变得比以前缓慢许多，或者根本不能顺利完成。写字也逐渐变得困难，笔迹弯曲，越写越小，这在医学上称为"小写征"（图2-2）。面部肌肉运动减少，患者很少眨眼睛，双眼转动也减少，表情呆板，好像戴了一副面具似的，医学上称为"面具脸"。行走时起步困难，一旦开步，身体前倾，重心前移，步伐小而越走越快，不能立刻停步，称为"慌

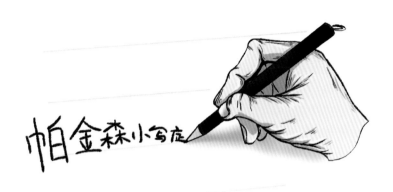

图2-2　小写征

张步态"。行进中，患侧上肢的协同摆动减少以至消失；转身困难，要用连续数个小碎步才能转身。因口、舌、腭及咽部肌肉的运动障碍，患者不能自然咽下唾液，导致大量流涎。言语减少，语音也低沉、单调。严重时可导致进食和饮水时呛咳。病情晚期，患者坐下后，不能自行站立，卧床后不能自行翻身，日常生活不能自理。

4.特殊姿势

尽管患者全身肌肉均可受累，肌张力增高，但静止时屈肌张力较伸肌高，故患者出现特殊姿势：头前倾、躯干略屈、上臂内收、肘关节弯曲、腕略伸、指掌关节弯曲而指间关节伸直，拇指对掌，髋及膝关节轻度弯曲（图2-3）。

5.疼痛表现

很多患者都会出现疼痛，虽然没有严重到必须吃止痛药的地步，

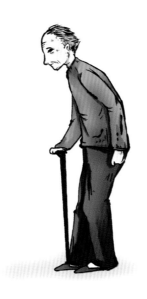

图2-3　帕金森病患者的特殊姿势

但疼痛有时会令患者非常苦恼。疼痛的表现是多方面的，可以表现为肩颈部痛（图2-4）、头痛、腰痛，出现最多的症状是手臂或腿的酸痛，局部的肌肉僵直是引发疼痛的主要原因。

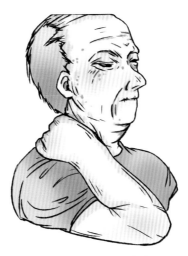

图2-4　肩颈部疼痛

6. 感觉异常

帕金森病患者还会有身体某些部位出现异常温热或是寒冷的症状，出现异常温热感觉的患者多一些。这种异常的温热感多出现在手、脚部位。还有些患者的异常感觉出现在身体的一侧或体内，如感到胃部或是下腹部不适。患者中出现异常发热感的情况比较多见，身体的某些部位甚至会出现一种烧灼感，如一位得了帕金森病10多年的老年妇女有严重的腰部烧灼感。当治疗帕金森病的药物失效时，其烧灼的感觉会更加严重，但当调整患者的用药能有效地控制病情时，其症状也会得到改善。说明这种异常感觉还是帕金森病引发的症状。

对这种症状用麻醉药物治疗无效，也缺乏特异性疗法，通常对帕金森病的治疗会让这种症状有所改善。

7. 吞咽困难

在帕金森病的各阶段，均会出现吞咽功能障碍（图2-5）。主要表现为吞咽模式不稳定，吞咽时间延长，残留，误吸等。

8. 言语障碍

言语障碍是帕金森病患者的常见症状，表现为语言不清，说话音调平淡，没有抑扬顿挫，节奏单调等。

二、病因

迄今为止，帕金森病的病因仍不清楚，目前的研究倾向于和老龄化、遗传因素及与环境毒素接触等综合因素有关。

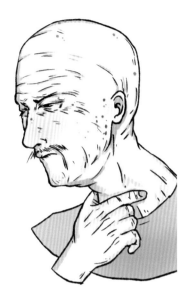

图2-5　吞咽困难

1. 老龄化

帕金森病主要发生于中老年人，40岁以前发病少见，提示老龄与发病有关。研究发现，自30岁以后，黑质多巴胺能神经元、酪氨酸氧化酶、多巴脱羧酶活力及纹状体多巴胺递质水平随年龄增长逐渐降低。然而，仅少数老年人患此病，说明生理性多巴胺能神经元蜕变不足以致病，老龄化只是本病发病的促发因素。

2. 环境因素

流行病学调查结果发现，帕金森病的患病率存在地区差异，所以人们怀疑环境中可能存在一些有毒的物质，可损伤大脑的神经元。

3. 遗传因素

遗传因素在帕金森病发病机制中的作用深受学者们重视。自20

世纪90年代后期第一个帕金森病致病基因 α-突触核蛋白的发现以来，目前至少有6个致病基因与家族性帕金森病相关（图2-6）。

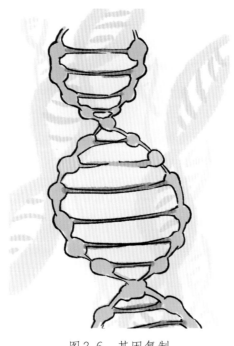

图2-6 基因复制

4. 家族遗传性

医学家们在长期的实践中发现帕金森病似乎有家族聚集的倾向，有帕金森病患者的家族，其亲属的发病率较正常人群高一些。

目前普遍认为，帕金森病并非单一因素导致，可能存在多种因素参与其中。遗传因素可使患病易感性增加，只有在环境因素及衰老的相互作用下，通过氧化应激、线粒体功能衰竭、钙超载、兴奋性氨基酸毒性作用、细胞凋亡、免疫异常等机制，才会导致因黑质多巴胺神经元大量变性丢失而发病。

三、帕金森病的临床诊断

本病的早期体征包括眨眼动作的减少，面部表情的缺乏，各种动作的减少，以及姿势反射的障碍。在疾病初期大约70%病例有震颤，但往往随着疾病的进展震颤也会有所减弱，如果只有震颤而不具备上述这些征象，则应考虑其他诊断，或者以后再进行复查，因为如果患者的确患有帕金森病会陆续出现新的体征。最容易与帕金森病发生混淆的是原发性震颤（见前述震颤），但原发性震颤的患者面部表情正常，动作的速度也正常，而且无步态障碍。另外，原发性震颤是动作性震颤，不是在帕金森病中最常见的静止性震颤。自发性动作有所减少，伴有因风湿性关节炎引起的小步步态，轻度抑郁或痴呆的老年人与帕金森病患者的区别可能比较困难。继发性帕金森综合征的病因可从病史中了解到。

四、帕金森病鉴别诊断

1. 脑炎后帕金森综合征

通常所说的昏睡性脑炎所致帕金森综合征，已近70年未见报道，因此该脑炎所致脑炎后帕金森综合征也随之消失。近年报道病毒性脑炎患者可有帕金森病样症状，但本病有明显感染症状，可伴有脑神经麻痹、肢体瘫痪、抽搐、昏迷等神经系统损害的症状，脑脊液可有细胞数轻中度增高、蛋白质增高、糖减低等。病情缓解后其帕金森病样症状随之缓解，可与帕金森病鉴别。

2. 肝豆状核变性

属隐性遗传性疾病，约1/3有家族史，青少年发病，可有肢体肌张力增高、震颤、面具样脸、扭转痉挛等锥体外系症状。具有肝脏损害，角膜K-F环及血清铜蓝蛋白降低等特征性表现，可与帕金森病鉴别。

3. 特发性震颤

属显性遗传性疾病，表现为头、下颌、肢体不自主震颤，震颤频率可高可低，高频者甚似甲状腺功能亢进；低频者甚似帕金森震颤。本病无运动减少，肌张力增高以及姿势反射障碍，并于饮酒后消失，普萘洛尔（心得安）治疗有效等，可与原发性帕金森病鉴别。

4. 进行性核上性麻痹

本病也多发于中老年，临床症状可有肌强直、震颤等锥体外系症状，但本病具有突出的眼球凝视障碍，肌强直以躯干为重，肢体肌肉受累轻，而较好地保持了肢体的灵活性，颈部伸肌张力增高致颈项过伸，与帕金森病颈项屈曲显然不同等特点，均可与帕金森病鉴别。

5. Shy Drager综合征

临床常有锥体外系症状，但因具有突出的植物神经症状，如晕厥、直立性低血压、性功能及膀胱功能障碍、左旋多巴制剂治疗无效等特点，可与帕金森病鉴别。

6. 药物性帕金森综合征

过量服用利舍平（利血平）、氯丙嗪、氟哌啶醇及其他抗抑郁药物均可引起锥体外系症状，因有明显的服药史并于停药后减轻，可与帕金森病鉴别。

五、帕金森综合征与帕金森病的区别

帕金森综合征常继发于某些神经系统的其他疾病，包括脑血管病、脑外伤、颅内炎症、脑肿瘤。帕金森综合征还可由毒物、药物引起，故又把帕金森综合征称为"继发性帕金森病"。此外，还有症状性帕金森综合征，实质上是神经系统其他疾病伴有帕金森病的某些症状，又被称为"帕金森叠加综合征"。

1. 帕金森综合征与帕金森病的临床表现

帕金森病≠帕金森综合征。若从起病来说，帕金森综合征可发生在任何年龄，不像帕金森病患者通常在中老年起病。临床上帕金森综合征除了具有和帕金森病相同的表现，如运动迟缓、表情呆滞、肌张力增高、震颤等以外，往往还有原发病遗留下的表现，如癫痫、偏瘫、头痛、共济失调、眼球运动障碍、言语不清、体位性低血压、痴呆等。帕金森病的影像学表现无特征性，而帕金森综合征则常常有相应的症状改变或特征性改变。

2. 帕金森综合征分为4类

（1）帕金森病。

（2）继发性帕金森综合征：外伤、中毒、药物、脑血管病、肿瘤、脑炎等原因造成的帕金森综合征。

（3）遗传变性型帕金森综合征。

（4）帕金森叠加综合征。

3. 帕金森综合征与帕金森病的病因和发病机制

两者的病因与发病机制大不相同。帕金森病的病因还不清楚，病理改变主要为中脑黑质多巴胺神经元变性，以致因不能产生足够的多巴胺而发病。而帕金森综合征则是已知病因的综合征，脑的病理改变是大脑、中脑黑质纹状体通路遭到病变，多巴胺神经元变性，以致多巴胺产生不足或不能被传输以维持正常神经功能所致。

4. 帕金森综合征与帕金森病的治疗

两者的治疗方法也不相同。用左旋多巴替代疗法治疗，对帕金森病效果较好，而对帕金森综合征的效果较差。

因此，在开始抗帕金森病治疗前，必须认真区别患者是帕金森综合征，还是帕金森病。治疗方法和预后都有较大差别。

5. 帕金森病采用不同治疗方法的病情差异

多年临床观察结果表明，采取不同的治疗行为，帕金森病患者病情的变化差异十分显著。

① 在发病早期就开始接受合理治疗的患者，绝大多数能够延缓病情的发展，病情相对稳定，生活基本能够自理。

② 虽然接受治疗，但时常中断的患者，大多不能很好地控制病情，病情会出现反复及不同程度的加重。

③ 发展到晚期才开始治疗的患者，病情往往已很严重，现有的治疗手段对改善症状也很有限，患者通常会出现明显的残障（图2-7）。

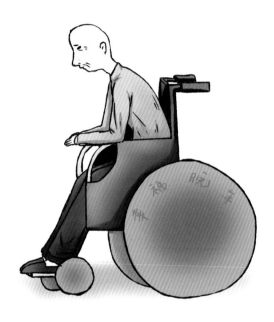

图2-7　行走障碍

第三章　帕金森病患者需要接受的检查与治疗方法

一、检查方法

1. 帕金森病的神经检查

帕金森病的神经检查，如注意姿势，步态（起步、转弯），联带运动（行走时两臂摆动），有无说话及吞咽困难，肌张力增高的性质和程度。震颤的部位、幅度、频率及其与动作和睡眠的关系，书写能力，瞳孔及眼球运动，有无吸吮反射、眉间反射（叩眉间引起闭眼），下颌反射亢进，以及轻偏瘫和锥体束征，精神状态（如表情少、反应慢等）。

2. 帕金森病的辅助检查

帕金森病的辅助检查（图3-1），如血清、华氏反应、头颅X线

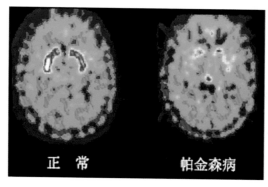

图 3-1　头颅X线摄片

摄片。怀疑肝豆状核变性时，做肝功能试验、血铜及尿铜测定、血清铜氧化酶测定。必要时做 CT 脑扫描或 MRI 检查。

早发现、早治疗对帕金森病患者康复最有利。

二、如何治疗

1. 药物治疗

（1）左旋多巴，如美多巴、息宁。

（2）抗胆碱能药物，如苯海索。

（3）抗组胺药物，如苯海拉明。

（4）金刚烷胺。

（5）多巴胺受体激动剂，如协良行、溴隐停。

（6）B 型单胺氧化酶抑制剂，如舒震宁、司兰吉林。

（7）儿茶酚胺氧位甲基转移酶抑制剂。

（8）神经营养剂。

2. 外科治疗

主要用于长期服用左旋多巴综合征患者，即用于长期服用左旋多巴有效但近期疗效下降，增加剂量后效果不佳或出现药物不良反应的患者。

（1）具体要符合以下标准

1）患典型的帕金森病，病史至少 5 年以上。

2）曾对左旋多巴制剂有效。

3）经系统的药物治疗后，症状已无法控制或出现运动障碍并发症，调整药物亦无法改善。

4）没有严重的认知和精神障碍以及严重脑萎缩。

（2）具体外科治疗方法

1）通过立体定向切除苍白球的后腹侧部（苍白球切开术）可显著改善"关"状态下的动作过缓以及左旋多巴诱发的动作困难，在某些病例中病情的改善在术后持续长达4年。之前的手术治疗是通过脑神经损毁手术，即通过将部分脑神经损毁来控制帕金森病，但脑神经一旦损毁就无法复原，而且术后恢复也很困难。

现在通过外科手术来治疗帕金森病已经有了成果，中国已经研制出了一种新疗法：在脑内装入一个脑起搏器，控制器埋在患者胸部的皮下组织中，埋在皮下的一根电线从控制器经脖子到达脑部，导管末端是一个能定时输出从控制器输过来的电波的机器，机器有开关，可自由控制，通过刺激患区能减轻甚至控制住患者的抖动，但目前只是能控制而不能彻底治好帕金森病。机器一旦关掉后患者仍出现抖动，但是这种设备电池使用时间较长，而且不妨碍患者正常的生活，所以目前来说是一种比较好的治疗方案。

2）胎儿多巴胺神经元移植可能逆转帕金森病的化学异常，在若干中心已开展了这项实验性的治疗措施，目前尚在研究之中。应用肾上腺髓质组织的方法已被放弃。

3）苍白球毁损术（图3-2）：近年来随着微电极引导定向技术的发展，使定位精确度达到0.1 mm，进入到细胞水平，达到准确功能定位，确定电极与苍白球各结构及相邻视束和内囊的关系，有助于寻找引起震颤和肌张力增高的神经元。用此法确定靶点，手术效果较好，改善帕金森病运动症状，尤其运动迟缓，很少产生视觉受损等并发症。

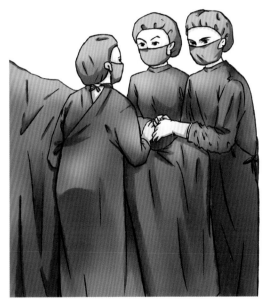

图3-2　苍白球毁损术

4）细胞移植及基因治疗：细胞移植是将自体肾上腺髓质或异体胚胎中脑黑质细胞移植到患者纹状体，纠正多巴胺递质缺乏，改善帕金森病运动症状。这是比较新的一种帕金森病的治疗方法。

5）帕金森病的DBS治疗：DBS是利用脑立体定向手术在脑内某一个特殊的位置植入电极，通过高频电刺激，抑制异常电活动的神经元，从而起到治病的作用。DBS系统由三个部分组成。① 脑深部刺激电极：为一绝缘的细导线，在尖端有四个电极触点。② 神经刺激器：包括电池和微电路。③ 延伸导线：为一绝缘导线，连接植入的电极和神经刺激器。应用立体定向头架和影像设备如MRI或CT确定脑内的靶点，通过颅骨上钻的小孔，在微电极或实时核磁共振成像的引导下将电极放入脑内特定的位置。神经刺激器植入锁骨下的皮下，通过皮下隧道用延伸导线连接电极和神经刺激器。在植入后，用程控仪通过射频信号与神经刺激器联系，调节参数，以达到最佳症状控制。经过多个临床中心的研究表明，丘脑底核（STN）的DBS手术，不仅可以改善帕金森病的所有症状，包括起步困难、步态僵硬等症状，而且还能减少左旋多巴的用量，对左旋多巴导致的不良反应，如异动症、痛性痉挛都有很好的疗效。

3. 中医治疗

本病的临床表现与中医学中"颤证""颤振""振掉""内风""痉病"等病证的描述相似。《素问·至真要大论》"诸风掉眩，皆属于肝，"是对本病的早期认识，其中"掉"即含有"震颤"之意。王肯堂《证治准绳》中总结出一套因人施治的治疗颤振的方剂，代表方是治老人虚颤的定振丸（天麻、秦艽、全蝎、细辛、熟地黄、生地黄、当归、川芎、芍药、防风、荆芥、白术、黄芪、威灵仙）。高鼓峰《医宗己任编·颤振》说："大抵气血俱虚，不能荣养筋骨，故为之振摇，而不能主持也。"强调气血亏虚是颤证的重要原因，并创造大补气血法治疗颤证，指出："须大补气血，人参养荣汤或加味人参养荣汤主之。"此法沿用至今，仍为治疗颤证的有效方法之一（图3-3）。从近20余年的文献报道中可以看出，中医学者对本病的认识尚未统一，1991年11月经第三届中华全国中医学会老年脑病学术研讨会上讨论、论证并通过了"中医老年颤证诊断和疗效评定标准"试行草案，确定统一病名为老年颤证，将本病的研究向客观化推进了一步。

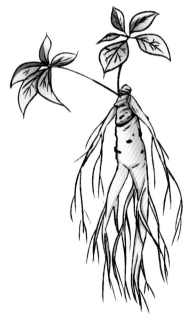

图3-3　中医用人参治疗震颤

三、预防病情加重的措施

1. 尽早治疗

帕金森病是一种慢性疾病，但却是进行性加重，有的患者病情也可以发展得很快，因此，应及早治疗。一般常用的药物有金刚烷胺、苯海索、左旋多巴、美多巴等，但这些药物长期服用会出现疗效减退或不良反应，因此最好采用中医治疗。中医是通过补气养血、滋补肝肾、活血化瘀、祛痰、祛瘀、平肝熄风来全面调理帕金森病症状，从根本上控制和缓解症状，无任何不良反应，标本兼治。

2. 主动运动

鼓励早期患者多做主动运动，尽量继续工作，培养业余爱好。

3. 功能锻炼

积极进行功能锻炼，尤其是姿势与步态的训练。日常生活尽量让患者自己完成，但要注意保护患者，防止患者跌倒。

4. 健康生活饮食

多吃新鲜蔬菜和水果，喝蜂蜜水，预防便秘；多喝茶，避免刺激性食物、烟、酒等。虽然有实验证实吸烟者患帕金森病的概率较低，但是吸烟的危害远远大于这一有益现象。预防帕金森病，喝茶更有效，因为茶中的茶多酚具有抗氧化和保护多巴胺神经元的作用。由多巴胺神经元分化而生的脑细胞的缺失，正是帕金森病的"罪魁祸首"——这种中枢神经系统退化性疾病，目前还没有找到治疗方法。研究还表明，茶多酚是通过抑制ROS-NO通路，这是一条可能在帕金森病中导致细胞死亡的"死亡之路"，为多巴胺神经元撑起"保护伞"。

5. 帮助翻身

对晚期卧床不起的患者，应帮助其勤翻身，在床上多做被动运动，以防止关节僵硬、固化，预防压疮和坠积性肺炎的发生。

四、生活常识

帕金森病是发生于中老年的一种慢性疾病，目前病因不清，预防尚困难。本病一旦发生，一般不会自动缓解，但病情大多发展缓慢，须长期药物治疗。

1. 控制用药剂量

因长期用药，会有一定不良反应，故早期治疗用药量不可太大，如能用较小剂量达到较好的治疗效果是最理想的，药物的调整必须在医生指导下进行。

2. 喝咖啡可预防帕金森病

据美国夏威夷研究人员最近宣布：一种可口的东西也许能预防帕金森病，这就是美国人早晨爱喝的饮料——咖啡。发表在最近出版的《美国医学会会刊》上的这份研究报告显示，喝咖啡成习惯的人似乎受益最大。调查人员在30年里对瓦胡岛上的8 004名男性进行了跟踪调查，他们询问了这些男性的饮食习惯，然后再调查哪些人得了帕金森病（大约有100万美国人患有这种神经变性疾病）。

研究人员在控制了年龄和吸烟等其他因素之后发现，每天至少喝约750 g（28盎司）咖啡的人患帕金森病的可能性是一般人的1/5，不论他们喝的咖啡是否加进了奶油和糖。摄入巧克力及含咖啡因的饮料也有助于帕金森病的预防。

3. 饮食注意事项

许多帕金森病患者在服用美多巴或息宁时，常常是跟其他药物一样在饭后服用，最后效果往往不佳，以为是药物无效。其实，应该在饭前半小时左右服用，这样避免用餐时摄入的高蛋白质抑制多巴的吸收。

另外，很多人还认为，得了慢性病就要"补一补"。常有患者服用多巴类制剂的同时，给患者服用甲鱼等高蛋白质食品，结果，患者非但没有壮实起来，反而病情反复、症状加重。帕金森病患者本身没有忌口，但应本着均衡饮食的原则安排饮食。对于咀嚼能力正常的帕金森病患者，可以参照正常人的饮食结构；对于咀嚼能力和消化功能不良的患者，应该根据情况给予软食、半流质和流质饮食，以保证热量、蛋白质、维生素和矿物质的摄入。

4. 与食物的抑制作用

帕金森病患者一般都会服用左旋多巴类药物，这种药有个特点，即与食物中的蛋白质相结合，影响吸收，所以服药必须与进食肉类、奶制品的时间间隔开来。如牛奶中的蛋白质对左旋多巴类药物的吸收有一定影响，会降低其疗效，因此建议在晚上睡觉前喝牛奶。另外，建议使用植物油烹调食物。至于谷类、蔬菜和瓜果等食物，对左旋多巴的影响较小，可以放心食用。

5. 运动

规律的有氧运动包括快走、慢跑、游泳、蹬车、瑜伽等，这些运动能让我们的心情平和愉悦，远离失眠的困扰。如果每周能坚持4次，每次30～40分钟的低强度有氧运动，16周后，以前从不运动的人入睡时间会缩短一半，总睡眠时间会延长1小时，这能提高脑部当中与记忆力、注意力等认知功能有关的化学物质的水平，从而提升认知功能。坚持有规律的有氧运动，可以让你在工作的时候

"灵光"闪现，好创意源源不绝。有一定技巧性的复杂运动，包括球类、爵士舞、拉丁舞等，它们需要身体多个部位协调配合，有助于锻炼大脑的控制力。在进行这些运动时，常常需要用脑思考，如棒球手在投球时需要思考如何运用手臂的细微动作投出各种变幻莫测的球；舞者不仅要舞动身躯，还要注入情绪，一个眼神、一个表情都要经过设计；飞镖运动，大脑左右半球紧密配合，眼、心、手协调一致。运动还能增加血流量，向大脑源源不断地供应氧气和葡萄糖，保证脑细胞良好的工作状态。脑力工作者经常过度用脑，这就像一根皮筋长期处于紧绷的状态，因此他们需要更多的氧气和葡萄糖来提高用脑效率，对他们而言，运动就显得更为重要了。

总之，帕金森病患者的饮食应考虑病情、营养及服药情况，最好向医生和营养师咨询。尚未服用左旋多巴的患者，则无须过分关注蛋白质的摄入问题。老年人得了帕金森病并不可怕，和其他的病种一样，也有其日常保健的方法，而有氧运动却是让老年人帕金森病得到缓解的一大保健良方。

第四章　帕金森病患者的照护

一、照护原则

帕金森病是一种慢性进行性疾病，发病年龄及病程在不同人身上有所不同。在疾病早期，患者具有独立生活的能力，其护理主要在于指导和帮助解决生活中的困难；晚期卧床的患者，其任务则越来越重。对帕金森病患者的照护一般应注意以下问题。

1. 注意膳食和营养

本病主要见于老年人，胃肠道功能多有减退，还可合并胃肠道蠕动乏力、痉挛、便秘等症状。此外，本病患者肌张力明显增高，肢体震颤，热量消耗相对增加，还有些患者存在不同程度的痴呆、食欲减退、不知饥饱等。故在患者的营养方面应注意调理。首先可根据患者的年龄、活动量给予足够的总热量，膳食中注意满足糖类、蛋白质的充分供应，以植物油为主，少进动物脂肪。适量进食海鲜类，能够提供优质蛋白质和不饱和脂肪酸，有利于防止动脉粥样硬化；多吃新鲜蔬菜和水果，能够提供多种维生素，并能促进肠蠕动，防治大便秘结。因患者出汗多，应注意补充水分。

2. 给予众多指导和帮助

本病早期，患者运动功能无障碍，能坚持一定的劳动，应指导患者尽量参与各种形式的活动。若发生一定程度的障碍，生活自理能力显著降低时，应注意患者活动中的安全问题，走路时持拐杖助行。若患者如厕下蹲及起立困难时，可置高凳采用坐位排便。若患者动作笨拙，常有失误，进食时谨防烧、烫伤等事故发生。端碗、持筷有困难者，为其准备金属餐具。无法进食者，需有人喂汤饭。穿脱衣服，扣纽扣，结腰带、鞋带有困难者，均需给予帮助。

3. 加强肢体功能锻炼

本病早期应坚持一定的体力活动，主动进行肢体功能锻炼，四肢各关节做最大范围的屈伸、旋转等活动，以预防肢体挛缩、关节僵直的发生。晚期患者做被动肢体活动和肌肉、关节的按摩，以促进肢体的血液循环。

4. 预防并发症

本病老年患者常有免疫功能低下，对环境适应能力差，宜注意居室的温度、湿度、通风及采光等。根据季节、气候、天气等情况增减衣服，决定室外活动的方式、强度，以上措施均能有效地预防感冒。晚期的卧床患者要按时翻身，做好皮肤护理，以防止尿便浸渍和压疮的发生。被动活动肢体，加强肌肉、关节按摩，可防止和延缓骨关节的并发症。结合口腔护理，翻身、叩背，以预防吸入性肺炎和坠积性肺炎的发生。翻身时，应注意有无皮肤压伤，并防止皮肤擦伤。

5. 严密观察病情及药物反应

注意左旋多巴应用过程中的"开—关现象"和"剂末现象",对药物的更换及剂量的调整提供临床依据。

开—关现象,即帕金森病患者长期应用左旋多巴类药物后,出现的药物波动现象,是该类药物产生的一种不良反应。"开"时尽管未加用任何相关治疗却突然活动正常;"关"则表现为突然出现肢体僵硬。

剂末现象,指每次用药的有效作用时间缩短,症状随血液药物浓度发生规律性波动。

二、生活饮食

1. 休息体位

一般鼓励患者采取主动舒适卧位。

2. 卧床患者体位

完全卧床者,应适当抬高床头15°～30°(图4-1)。

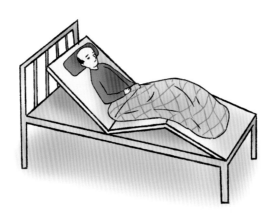

图4-1　完全卧床者体位

3. 卧床患者饮食体位

进食时，尽可能取坐位。可将床头抬高至90°左右，面前搁置桌板等以便摆放碗筷。

4. 饮食清淡为宜

低盐、低脂、低胆固醇，适量摄入含优质蛋白质的清淡食物，多食新鲜水果、蔬菜和粗纤维食物，尽量不吃肥肉、动物油和动物内脏。

5. 禁忌

禁烟、禁酒。

6. 服药事项

咨询医生服药事项，美多巴或息宁等须服药1小时后进食。

三、相关症状的照护

1. 生活不能自理者的照护

应满足舒适和基本生活需要，帮助患者进行生活护理。保持衣着干净，无污物、汗渍，出汗多或流涎时应予以清洗，并予以更换衣物。

2. 平衡失调、步行困难、震颤、肌强直患者的照护

（1）保持房间宽敞明亮，减少障碍物，防跌倒。

（2）日常生活用具尽可能置于患者方便拿取处。

（3）穿平跟软底的合适布鞋。使用坐式马桶。

（4）保持地面干燥，防滑倒。

（5）准备床边防护，防坠床。

（6）患者各项活动应有人陪同，注意活动中的安全（图4-2）。

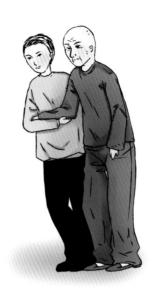

图4-2　患者着软底鞋在陪同下进行活动

3. 言语不清、构音障碍患者的照护

仔细倾听患者的主诉，了解患者的需要，并尽量满足患者的需要。不可嘲笑患者、学患者说话，也不可随意打断和患者的谈话。教会患者用手势、字、画等与人交流，表达自己的需求（图4-3）。

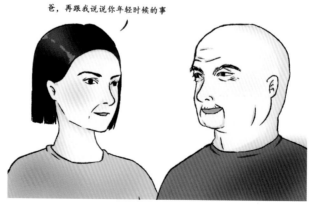

图4-3　倾听与交流

4. 饮水反呛、吞咽困难患者的照护

（1）药物和食物应研碎弄小，以利用吞咽（图4-4）。

（2）食物可给予软食、半流质或糊状饮食，并以汤汁代替部分饮水。

（3）帮助患者进食，进食时予以坐位或半坐卧位，缓慢进食、进水，不可催促患者，必要时予以鼻饲流质。

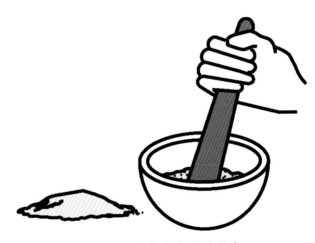

图4-4 药物食物碾碎喂食

四、保持排便通畅

1. 防治便秘

（1）多进食粗纤维食物和新鲜水果。

（2）顺时针双手按摩腹部2次/天，每次15分钟（图4-5）。

（3）无糖尿病者服用蜂蜜或麻油10～20 mL/天。

（4）每天晨起时饮温开水200 mL。

（5）必要时，予以开塞露塞肛，口服番泻叶等，甚至灌肠。

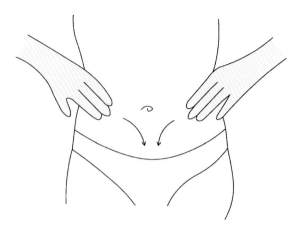

图 4-5 按摩腹部

2. 解除排尿困难

（1）听流水声。

（2）热敷、按摩膀胱区或用温水冲洗外阴。

（3）必要时到医院行导尿术。

五、皮肤照护

1. 床

床铺保持平整、柔软、干燥，躺卧舒适，避免渣屑、皱褶、凸凹不平等摩擦、压迫、损害皮肤。

2. 衣物

保持患者被褥及衣物的清洁、柔软，使穿着舒适，并经常换洗，经常在日光下暴晒。

3. 皮肤

保持患者皮肤清洁，经常为患者洗澡或擦浴，清除外来污垢及细菌等微生物，清洗汗液及其分解的物质，洗去皮肤脱屑，以促进皮肤排汗和肌肉、关节的活动，促进血液循环，预防皮肤感染，令患者有愉快、舒适的感觉。在洗澡或擦浴时，应注意室温以23～25℃为宜，水温保持40～44℃。关好门窗，注意预防感冒，并防止水温过高引起烫伤。

4. 按摩

经常进行皮肤按摩，尤其对于受压部位的皮肤，按摩有助于促进皮肤血液循环，改善皮肤的新陈代谢，提高皮肤的弹性和抵抗力，能有效地预防压疮，但皮肤压红处禁止按摩。按摩时，以术者的手掌在较大范围内做按摩，往返运动，最后以掌心在易受压的部位做环形按摩。可以使用皮肤按摩器，但动作不可粗暴，每日做1～2次，每次5～10分钟即可。在按摩前，可使用按摩油润滑双手，以减轻摩擦。易储积汗渍的部位可撒爽身粉，保持皮肤干燥舒适。若皮肤已破损，则禁止使用爽身粉。手足易干燥及发生皲裂的部位，可用温水浸泡，然后涂以护肤脂类。皲裂明显时可用胶布粘固并防止感染。

5. 压疮

压疮最关键的是预防：勤翻身，每2小时翻身1次；对于坐位或坐轮椅的患者，应当每半小时改变体位1次。对有轻度早期压疮及感染者，应及时采取相应治疗措施，以免受损皮肤的病灶扩大和加重感染。

六、安全照护

1. 环境设置

科内特设帕金森病病房，室内仅摆放2张病床，光线明亮，墙壁色彩明快，热水瓶置专设柜中，地面平整、干燥，防止摔伤、烫伤及其他损伤；床铺加用防护栏，防止坠床。

2. 做好运动前准备工作

运动前帮助其按摩下肢肌肉5分钟，同时鼓励自行按摩；为患者配置拐杖，鼓励训练使用拐杖；移去活动范围内的障碍物，保证平整、宽敞；患者的衣裤不宜过长过大，穿合适的布鞋，预防摔跤及碰伤。

3. 步行步态的训练

步行训练2次/天，每次5分钟。

具体训练方法：步行时患者双眼直视，两上肢与下肢保持协同合拍动作，同时使足尖尽量抬高，以脚跟先着地，尽量迈开步伐行走，并做左右转向和前后进退的训练；当患者走路遇到步僵时，先让患者停下来，站直身体，鼓励患者抬高一条腿，然后向前迈一大步，再换另一条腿，再抬高，向前迈一大步，反复练习3~5次。以上训练方法可以减轻腿部重力，减轻疲劳，松动肩、手关节，纠正小步和慌张步态。

4. 陪护要求

行走时旁边皆有人守护、搀扶或拄拐杖；患者外出或做检查时，有人陪同，防止外伤、迷路等意外。

七、心理照护

1. 树立信心

心理健康在人体发病与康复方面有着重要的作用，对帕金森病也不例外。通常可以发现患者在情绪紧张、激动或窘迫情况下，肢体震颤加重，而情绪平静时震颤减轻。由此可知，精神因素可使病情恶化。本病病程很长，进行性加重，对患者精神上产生一定的压力。良好的心理护理，对于克服患者的悲观失望、焦急烦恼等消极情绪，树立正确生死观，与疾病作斗争，保持心态平衡很有意义。

2. 关注心理变化

本病在不同的阶段存在不同的心理失衡。疾病早期，患者保持相当的劳动能力，生活能够自理，震颤也不显著，疾病又无任何痛苦，患者可以不甚介意，泰然处之，心理变化不大。随着病情的发展，肢体震颤加重，动作迟缓而笨拙，表情淡漠、刻板而呈"面具脸"，语调单一、谈吐断续，使患者有自卑感，不愿到公共场合，回避人际交往，并感到孤独，患者可产生焦急、忧虑等情绪。有些患者了解到本病的结局，也可产生恐惧或绝望心理。到疾病后期阶段，患者生活不能自理，可产生悲观失望或厌世轻生的心理。到晚期患者常有痴呆存在，可以淡化心理活动。

3. 心理照护强调因人施护

要做好心理照护，了解并掌握患者的心理状态，针对其心理需要进行心理照护。心理照护是科学知识和感情的融合，通过医护人员和患者家属、朋友娓娓动听的语言来打开患者的心扉，并通过具体的关心、体贴、帮助等措施，从心理上建立和保持良好的医-护-患关系，促进患者产生有利于稳定情绪，树立抗病信心的积极的心理活动。要做到这些，照护人员要加强自身的心理休养，讲究语言艺术，在临床护理工作中深入细致、认真观察病情变化和心理活动，掌握患者心理特征的形成和心理活动的规律，有的放矢地进行心理照护。根据患者的具体情况，要注意个体化，因人施护，可获得心理照护的更好效果。

第五章　帕金森病患者的康复

一、功能锻炼

1. 步行锻炼

步行时抬头挺胸，两眼向前看，足尖尽量提高，步距不必过大，转方向时可分几步转。

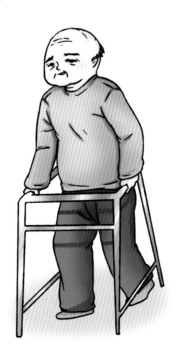

图5-1　步行锻炼

2. 起床锻炼

先将身体移向床边一侧，再将双腿垂下床，双脚落地同时将双手肘抵在床上，利用臂力撑起上身。待坐稳后，缓慢站立起身。

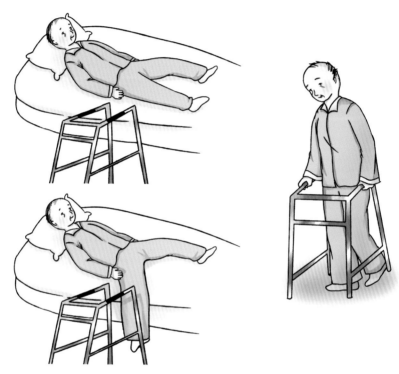

图 5-2　起床锻炼

3. 关节功能锻炼

使四肢及躯干各关节尽可能保持正常活动范围，患者可对着镜子活动各个关节，或在家属的帮助下锻炼关节功能，协助患者站立或端坐 1～2 次，每次 30～60 分钟。

4. 呼吸功能锻炼

反复进行深呼吸，以锻炼肋间肌、膈肌和辅助呼吸肌等。

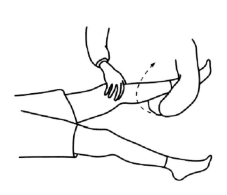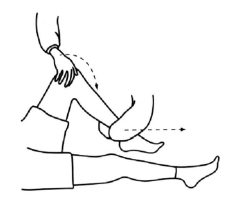

图5-3　关节功能锻炼

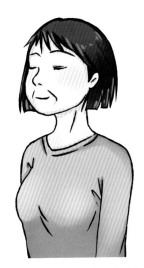

图5-4　呼吸功能锻炼

选择坐位，两腿分开。挺胸时深吸气，两臂同时向两侧打开，做扩胸运动；呼气时，两臂慢慢收回，用双手按住胸廓两侧，弓背把气全部呼出。

5. 坐下起立锻炼

坐下时，先将小腿贴住椅边，然后弯腰，将两手支撑于椅上慢慢坐下，坐下后再将臀部向椅内移动。起立时，先将两手支撑椅上，将臀部移向椅边，在两手支撑下起立。如患者锻炼有困难，可由家属扶持完成。

6. 手部精细动作锻炼

扣纽扣、写字、折纸、系鞋带等都是生活中简单易做的练习。

7. 面部动作锻炼

帕金森病患者的特殊面容是"面具脸"（图5-5），是由于面部肌肉僵硬，导致面部表情呆板，因此做一些面部动作的锻炼是必要的。

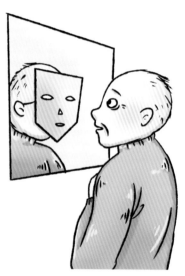

图5-5 面具脸

皱眉动作：尽量皱眉，然后用力展眉，反复数次；用力睁闭眼；鼓腮锻炼：首先用力将腮鼓起，随之尽量将两腮吸入，注意闭紧口唇。对着镜子，让面部表现出微笑、大笑、露齿而笑、撅嘴、吹口哨、鼓腮等（图5-6）。

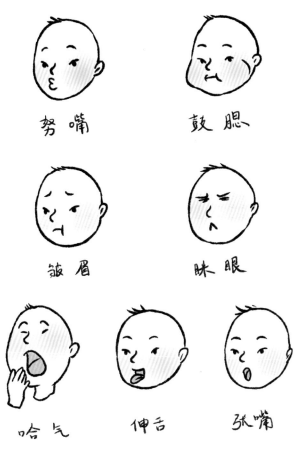

努嘴　　　　鼓腮

皱眉　　　　眯眼

哈气　　伸舌　　张嘴

图 5-6　面部动作锻炼

8. 放松和腹式呼吸锻炼

帕金森病为慢性进行性加重的疾病，目前尚无根治方法。多数患者发病数年内尚能继续工作，也有迅速发展至功能残障者。鼓励患者维持和培养兴趣爱好，坚持适当的运动和体育锻炼，做力所能及的家务劳动等，可以延缓身体功能障碍的发生和发展，从而延长寿命，提高生活质量。

具体如何进行功能锻炼呢？找一个安静的地点，放暗灯光，将身体尽可能舒服地仰卧（图5-7）。闭上眼睛，开始深而慢地呼吸。腹部在吸气时鼓起，并想象气向上到达了头顶，在呼气时腹部放松，并想象气从头顶顺流而下，经过背部到达脚底，并想象放松全身肌肉。如此反复练习5～15分钟。

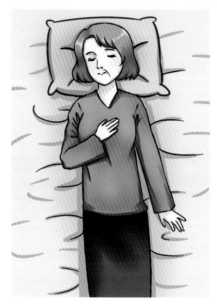

图5-7　仰卧放松

还可以取坐位，背靠椅背，全身放松，将两手放于胸前做深呼吸。

9. 头颈部的锻炼

帕金森病患者的颈部往往呈前倾姿势，非常僵硬，许多人以为是颈椎病造成的。如果不注意颈部的运动和康复，容易加重姿势异常，表现为驼背，且日益严重。

介绍一套颈部康复的方法，但要注意，由于帕金森病患者多为老年人，多伴有程度不同的颈椎病，因此，在进行下述锻炼时一定要循序渐进，逐步加大动作幅度，运动时动作要缓慢轻柔。

（1）上下运动：头向后仰，双眼注视天花板约5秒，然后头向下，下颌尽量触及胸部。

（2）左右转动：头面部向右转并向右后看大约5秒，然后同样的动作向左转，面部反复缓慢地向左右肩部侧转，并试着用下颌触及肩部。

（3）左右摆动：头部缓慢地向左右肩部侧靠，尽量用耳朵去触到肩膀。

（4）前后运动：下颌前伸保持5秒，然后内收5秒（图5-8）。

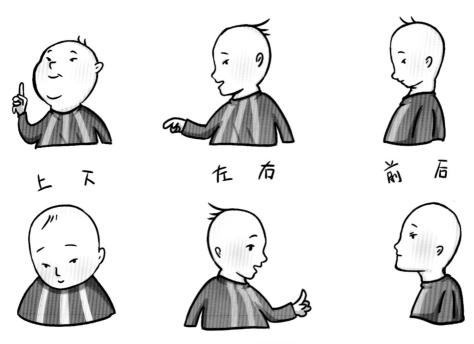

图5-8　头颈部锻炼

10. 躯干的锻炼

（1）侧弯运动：双脚分开与肩同宽，双膝微曲，右上肢向上伸直，掌心向内，躯干向左侧弯，来回数次；然后左侧重复。

（2）转体运动：双脚分开，略宽于肩，双上肢屈肘平端于胸前，向右后转体2次，动作要富有弹性。然后反方向重复（图5-9）。

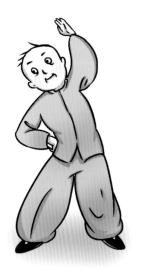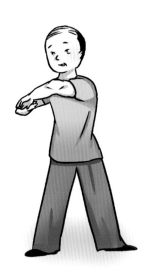

图5-9　侧弯运动

腹肌锻炼：平躺在地板上或床上，两膝关节分别曲向胸部，持续数10秒。然后双侧同时做这个动作。平躺在地板上或床上，双手抱住双膝，慢慢地将头部伸向两膝关节（图5-10）。

腰背肌的锻炼：俯卧，腹部伸展，腿与骨盆紧贴地板或床，用手臂上撑维持10秒。俯卧，手臂和双腿同时高举离地维持10秒，然后放松。反复多次（图5-11）。

上肢及肩部的锻炼：① 两肩尽量向耳朵方向耸起，然后尽量使两肩下垂。② 伸直手臂，高举过头并向后保持10秒。③ 双手向下在背后扣住，往后拉5秒。反复多次。④ 两手臂置于头顶上，肘关节弯曲，用双手分别抓住对侧的肘部，身体轮换向两侧弯曲。

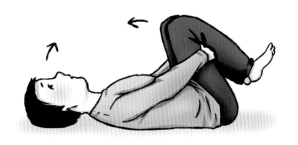

图5-10　腹肌的锻炼

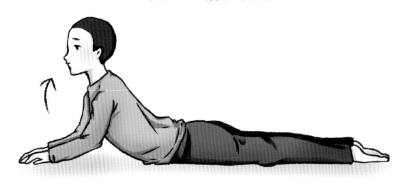

图5-11　腰背肌的锻炼

11. 手部的锻炼

帕金森病患者的手部关节众多，容易受肌肉僵直的影响。患者的手往往呈一种奇特屈曲的姿势，像生活中握鼠标一样（图5-12）。

掌指关节屈曲，导致手掌展开困难；而其他手指间的小节伸直，又使手掌握拳困难。针对这种情况，患者应该经常伸直掌指关节，展平手掌，可以用一只手抓住另一只手的手指向手背方向轻轻搬压，

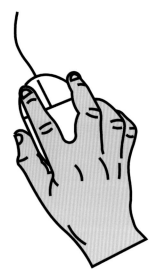

图5-12 握鼠标状手

防止掌指关节畸形。还可以将手心放在桌面上，尽量使手指接触桌面，反复练习手指分开和合并的动作。为防止手指关节的畸形，可反复练习握拳和伸指的动作（图5-13）。

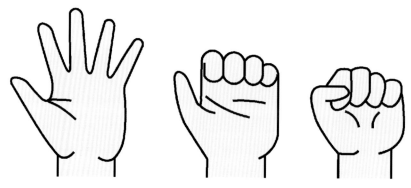

图5-13 握、伸手锻炼

12. 下肢的锻炼

第一种方式：双腿稍分开站立，双膝屈曲，双手扶在双膝上，慢慢下蹲，再慢慢起身。

第二种方式：右腿向前跨一大步，屈膝。左腿后伸，足跟离地。双手按住右腿膝部后，慢慢伸直右腿膝部至立起，右腿回到原位。换侧同法进行。

第三种方式：瑜伽盘坐（图5-14）：双脚掌相对，将膝部靠向地板，维持并重复。

第四种方式：坐位，双腿呈"V"字形分开。头先后分别靠向右腿、双脚之间、左腿，每个位置维持5～10秒。

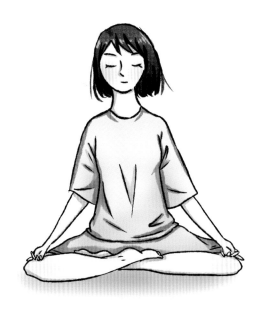

图5-14 瑜伽盘坐

13. 步态锻炼

大多数帕金森病患者都有步态障碍，轻者表现为拖步，走路抬不起脚，同时上肢不摆臂，没有协同动作。严重者表现为小碎步前冲、转弯和过门坎困难。步态锻炼时要求患者双眼直视前方，身体直立，起步时足尖要尽量抬高，先足跟着地再足尖着地，跨步要尽量慢而大，两上肢尽量在行走时做前后摆动。其关键是要抬高脚和跨步要大。锻炼时最好有其他人在场，可以随时提醒和改正异常的姿势（图5-15）。

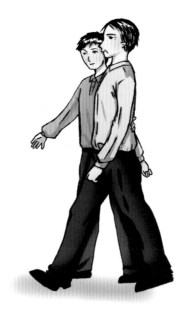

图5-15　步态训练

患者在起步和行进中，常常会出现"僵冻现象"，脚步迈不开，就像粘在地上了一样。遇到这种情况，不要着急，可以采用下列方法：首先将足跟着地，全身直立站好。在获得平衡之后，再开始步行，必须切记行走时先以足跟着地，足趾背屈，然后足尖着地。在脚的前方位置摆放一块高10～15 cm的障碍物，做脚跨越障碍物的行走锻炼。

14. 平衡运动的锻炼

帕金森病患者表现出姿势反射的障碍，行走时快步前冲，遇到障碍物或患者突然停步时容易跌倒，通过平衡锻炼能改善这些症状。双足分开25～30 cm，向左右、前后移动重心，并保持平衡。躯干和骨盆左右旋转，并使上肢随之进行大的摆动，对平衡姿势、缓解肌张力有良好的作用（图5-16）。

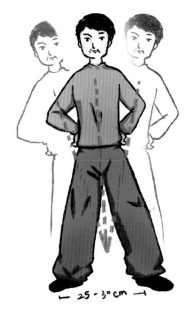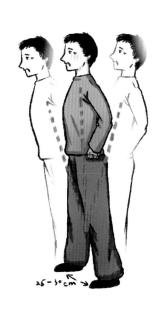

图5-16　平衡训练

15. 语言障碍的训练

患者常常因为语言障碍而变得越来越不愿意讲话，而越不讲话，又会导致语言功能更加退化。和家人长期没有语言交流，加上帕金森病患者的表情缺乏，常常造成患者和亲属情感上的交流障碍和隔阂。因此，患者必须经常进行语言的功能训练。

（1）舌运动的锻炼：保持舌的灵活是讲话的重要条件，所以要坚持舌部练习。舌头重复地伸出和缩回；舌头在嘴间尽快地左右移动；围绕口唇环行尽快地运动舌尖；尽快准确地说出"拉-拉-拉""卡-卡-卡""卡-拉-卡"，重复数次。

（2）唇和上下颌的锻炼：缓慢地反复做张嘴闭嘴动作；上下唇用力紧闭数秒钟，再松弛；反复做上下唇撅起，如接吻状，再松弛；尽快地反复做张嘴闭嘴动作，重复数次；尽快说"吗-吗-吗"，休息后再重复。

（3）朗读锻炼：缓慢而大声地朗读一段报纸或优美的散文，最好是朗读诗歌，如唐诗、宋词或现代诗歌，可以根据自己的喜好选择。诗歌有抑扬顿挫的韵律，读起来朗朗上口，既可以治疗语言障碍，又可以培养情操，好的诗歌还可以激发斗志，是一项很好的锻炼。

（4）唱歌练习：唱歌是一个很好的锻炼方法，可以选择患者喜欢的歌曲来练习。有的患者患病后，说话变得不利索，但唱歌却不受影响。坚持练习唱歌之后，说话也明显改善。更重要的是唱歌可以锻炼肺活量，有利于改善说话底气不足的情况，还能预防肺炎的发生。

二、健康教育

1. 睡硬板床

因为患者肢体震颤，肌肉强直，不宜睡柔软无支撑性的床垫。

为减轻肌肉挛缩，保持肌肉有生理张性，睡木板床为宜。

2. 规律进食

老年人胃肠道消化功能减退，所以在摄食中要注意，进食时间要规律固定，饭量不宜过大，不要过饱，造成负担。要在饮食内容上做到低蛋白质、高维生素、粗纤维等有营养又易消化的食物。

3. 定时排便

老年人排便的相关肌力下降，所以容易造成便秘，因此要做到定时排便，应尽量达到每天1次，最多不能超过3天，可在晨起或睡觉前进行。

4. 保持身体正确姿势

帕金森病患者因肌体震颤，肌肉强直，自主动作少，不自主动作增加，保持平衡的能力减弱，所以在日常生活中要注意保持正确的坐姿、站姿，纠正不良姿势。